Wie Geimpfte sich gegen eine erneute Infektion schützen und wie diese Maßnahmen auch Kinder vor Infektionen mit mutierten Coronaviren bewahren

Es gibt zwei Forschungsergebnisse, die belegen, dass es einen Durchbruch im Kampf gegen die SARS - CoV 2 - Pandemie gibt. Mit einer Wirksamkeit von über 90 Prozent wird man diese Art von Coronaviren und seine Mutanten bekämpfen können. Alle Coronaviren haben eine Rezeptor - Bindungs - Domäne, mit denen sie an den Rezeptoren, wie "angiotensin - converting - enzyme 2" (ACE 2), "glucose - regulation - protein" (GRP 78) oder "dipeptidyl - peptidase 4", andocken; diese gelten als Einfallstore der Coronaviren in die Zelle. Zusätzlich sind aber noch Eiweiße notwendig, wie das Furin, die die Virushülle öffnen. Im Gegensatz zu den früheren Viren erfolgt diese Öffnung u. a. durch dieses Eiweiß, da es in fast allen Geweben vorhanden ist. Zell - Vital - Stoffe / Mikronährstoffe (manchmal lediglich als Antioxidantien oder Radikalenfänger bezeichnet) haben epigenetische Eigenschaften. Schon zahlreiche Untersuchungen in der Vergangenheit haben gezeigt, dass die Vervielfältigung von Coronaviren durch Polyphenole wie beispielsweise Curcumin oder EGCG gehemmt werden kann, indem die Bindung des SARS - CoV 2 - Virus an ACE 2 und GRP 78 inhibiert wird. In jeweils zwei Studien wurde nachgewiesen, dass mit einer Kombination von spezifischen diversen Mikronährstoffen diese Art von Viren keine ausreichende Andockmöglichkeiten entsprechender Körperzellen vorfinden, die es für seine Vermehrung angreift. Es hat sich gezeigt, dass eine spezielle Mikronährstoffkonzentration die Interaktion zwischen der

Bindungsstelle des Coronavirus -"Spike"- Proteins und seiner speziellen Eintrittspforte in menschlichen Zellen, dem sogenannten ACE 2 - Rezeptor, blockieren kann. Wenn das Virus die ACE 2 – Rezeptoren beeinträchtigt und diese Rezeptoren u. a. im Gehirn, im Herzen, in der Lunge, im Magen-Darm-Trakt, in den Nieren und weiteren Geweben angegangen oder besetzt hat, können sich vielfältige Krankheitsbilder zeigen, die als „Long Covid" oder chronisches Covid - Syndrom bezeichnet werden. Diese Ereignisse können sich ja bekannterweise auch nach zunächst leichten Verläufen nach einer Virusinfektion einige Wochen oder Monate später mit vielfältigen Krankheitsbildern zeigen. Mit Mikronährstoffen können die Anzahl der Rezeptoren auf menschlichen Zellen, die für das Coronavirus für eine Infektion notwendig sind, signifikant gesenkt werden. Da dies bislang keine Öffentlichkeit fand, soll mit dieser Veröffentlichung die zusammengefassten Informationen zur Verfügung gestellt werden. Es wird auf die Bedeutung und Auswirkung von Mikronährstoffen eingegangen. Daraus ergeben sich zusätzliche Möglichkeiten, die zu einer Eindämmung der Pandemie beitragen.

Herstellung und Verlag: BoD – Books on Demand, Norderstedt

ISBN: 978-3-7543-4182-7

Impfstoff mit Langzeitnebenwirkungen:

Spike - Proteine lähmen den DNA - Reparaturmechanismus

Neue Forschungsergebnisse haben gezeigt, dass die derzeit verwendeten DNA- und RNA-basierten Impfstoffe, die den Code für ein vollständiges Spike – Protein enthalten, bislang unbekannte, potenziell verheerende Nebenwirkungen haben. In einer neuen Studie, die in der Fachzeitschrift „Viruses" veröffentlicht wurde, haben Wissenschaftler der Universitäten Stockholm und Umea (Schweden) gezeigt, dass das Spike-Protein des SARS – CoV – 2 – Coronavirus den Zellkern erreichen und die Reparatur von DNA – Schäden hemmen kann. Die wirksame Reparatur der DNA (der biologischen Software jeder Zelle) ist für unsere Immunabwehr und den Schutz vor Krankheiten unerlässlich. Die sofortige Reparatur derartiger DNA – Schäden ist die Grundlage für den Erhalt der Gesundheit im Allgemeinen. Es ist bekannt, dass eine Störung dieser wichtigen Reparatur zu einer Vielzahl von Krankheiten, insbesondere Krebs, führen kann. Die Forscher warnen, dass ihre Ergebnisse ein erhebliches Risiko für langfristige schwere Nebenwirkungen von COVID – Impfstrategien aufzeigen, da die derzeit verwendeten Impfstoffe genau diese Spike – Proteine im Körper durch den Bauplan in Form der Virus – RNA erzeugen oder dort ganz oder teilweise ihre Produktion anregen. Bezeichnenderweise kommen diese neuen Forschungsergebnisse zu einem Zeitpunkt, zu dem alle Politiker –unter dem Druck der Hersteller dieser

...4/

patentierten Impfstoffe 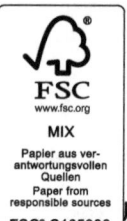 eine Impfpflicht für die gesamte Bevölkerung fordern, auch für Kinder im Vorschulalter. Die weitere Verwendung von DNA- und RNA-basierten Impfstoffen möge man aussetzen, bis alle schädlichen und potenziell lebensbedrohlichen Langzeitnebenwirkungen dieser Impfstoffe ordnungsgemäß bewertet wurden und sichere Impfstoffe verfügbar sind. Nunmehr können die inzwischen 56 Millionen Geimpften eine Booster – Maßnahme erwägen und entsprechende Nachimpfungen in Kauf zu nehmen. Ich empfehle weiterhin den **Impfstoff, „der als in Studien getestete Mikronährstoff – Synergie"** für Kinder geeignet ist und dazu noch nebenwirkungsfrei gegen alle Mutationen des Coronavirus wirksam ist, sowie dem „Long Covid Syndrom" entgegenwirkt und auch den Geimpften das 'Boostern' erspart.

Quellen:

1. Jiang H., Mei Y.-F. SARS–CoV–2 Spike Impairs DNA Damage Repair and Inhibits V(D)J Recombination In Vitro. Viruses 2021, 13, 2056. https://www.mdpi.com/1999-4915/13/10/2056

2. Zhang J., Rao X., Li Y. Pilot Trial of High-dose vitamin C in critically ill COVID-19 patients, 23 September 2020, PREPRINT (Version 2). https://www.researchsquare.com/article/rs-52778/v2

3. Goc A., Ivanov V., Ivanova S., Chatterjee M., Rath M., Niedzwiecki A. Simultaneous Inhibition of SARS-CoV-2 Infectivity by a Specific Combination of Plant-derived Compounds. European Journal of Biology and Biotechnology, 2021. https://www.ejbio.org/index.php/ejbio/article/view/258

Es gibt eine Studie aus Großbritannien, wonach sich Geimpfte grundsätzlich genauso anstecken, wenngleich nicht so häufig, wie Nicht – Geimpfte! Wir kennen anhaltenden Husten, Halsschmerzen, Kopfschmerzen, Fieber, Kurzatmigkeit oder Geruchsverlust, die auf eine Infektion hinweisen könnten. Der Krankheitsverlauf ist bei Geimpften regelmäßig milder. Und infizierte Geimpfte stecken genauso andere Personen an. Statistisch kann man Geimpfte nicht erfassen, die von ihrer Infektion nichts merken oder nur Erkältungssymptome haben. Die Inzidenz – Werte, wie in den Medien veröffentlicht, die Geimpfte mit Ungeimpften vergleichen, entbehren jeder Grundlage. Die Delta – Variante ist ansteckender und der Infizierte (dies ergeben Auswertungen neuester Studien) atmet die 1000 – fache Mengen an Viren aus, als es bei einer Infektion mit den herkömmlichen Coronaviren der Fall war. Die „Schnelltests" sind effektiv, um die Delta – Variante zu erkennen (nach aktuellen Erkenntnissen). Werden sie kostenpflichtig für Ungeimpfte, kann man vorhersagen, dass sich nicht mehr so viele Menschen testen lassen werden. Besonders der hartnäckige Husten, der im letzten Jahr als eines der Hauptanzeichen einer Corona – Infektion galt, tritt bei Geimpften seltener auf. Da man gerade Niesen und Halsweh auch von einer Erkältung kennt, besteht vor allem bei Geimpften mit milden Symptomen Verwechslungsgefahr mit einem grippalen Infekt. Wer z. B. ständig niesen muss, sollte daher vorsichtshalber einen Corona – Test machen, um eine SARS – CoV – 2 – Infektion auszuschließen.

Ich habe Informationen zusammengefasst über in Studien getestete "Impf-Wirkstoffe" (als Mikronährstoff-Synergien), die auch für Kinder geeignet nebenwirkungsfrei gegen alle Mutationen des Coronavirus wirksam sind. Alle Coronaviren haben eine Rezeptor – Bindungs – Domäne. Spezielle Mikronährstoffkonzentrationen bewirken, dass die Anzahl der Rezeptoren auf menschlichen Zellen, über die ein Coronavirus – Spike – Protein eine Anbindung für eine Infektion findet, derart gesenkt werden, sodass grundsätzlich keine Interaktion an diesen Bindungsstellen stattfinden kann. Dadurch ergibt sich auch ein vorbeugender Effekt mit Blick auf das Long Covid Syndrom. In der Zellular Medizin sind viele neue Erkenntnisse hinzugekommen. Mikronährstoffe sind nicht nur Antioxidantien oder Radikalenfänger; mit ihnen läuft eine Interaktion auf der Ebene der DNS im Zellkern ab. Hier kommt etwas zum Tragen, was im Fall der zurzeit herrschenden Pandemie von entscheidender Bedeutung sein wird. Für viele Fragen, die mitunter aus einer gewissen Verzweiflung oder Ratlosigkeit erwachsen, stehen Antworten aus dem Bereich der Zellular Medizin zur Verfügung. Die Virusausbreitung steht in einem direkten Verhältnis zu dem Mangel an vitalen Nährstoffen. Nährstoffe können die Zellen konditionieren, ein Andocken von Viren zu verhindern. Und dieses Wissen findet einfach keine Öffentlichkeit, weil allgemein kein Interesse dahingehend besteht, an dem Gesundheitssystem grundlegende Änderungen auch nur anzudenken. Schlechte

Nahrung hat eine negative Auswirkung und Lebensmittel, die reichlich Mikronährstoffe haben, schützen uns im günstigsten Fall nun mal u. a. vor Virusinfektionen. Im Fall einer Infektion wirken die Mikronährstoffe mit Blick auf den Heilungsprozess in positiver Weise. Läuft auf der Nährstoffebene hinsichtlich der Mikronährstoffe etwas falsch? In Deutschland sind 30 % der Kinder mit Blick auf ein sich nicht ordnungsgemäß einstellenden Zahnaufbau betroffen. Zumindest gibt es so eine Studie der Zahnärzte. Sie leiden an einer Vielzahl anderer Symptomfelder: Diabetes und Fettleber spielen manchmal eine Rolle. Kinder haben Kopfschmerzen und Migräneanfälle. Vermehrt haben viele auch Asthma und Allergien. Fettleibigkeit nimmt zu. Oft besteht Förderbedarf. Es werden muskuläre Beeinträchtigungen festgestellt. Oder visuelle Beeinträchtigungen der Augen. Das Hörvermögen muss öfter untersucht werden. Sprechen wir mit Fachleuten, ob wir Grundlagen nicht einhalten, die zu solchen Kinderkrankheiten führen. Wir kriegen die Ansage, dass der Körper sich alles aus der Nahrung holt. Der wachsende Organismus bekäme bei einem einigermaßen variablen Nährstoffangebot alles, was er braucht. Entsteht ein Krankheitsbild, ist das eine unerklärliche Fehlentwicklung, meist genetisch bedingt; oder es kommt halt schicksalshaft auf uns nieder. Die Fachleute veröffentlichen z. T. auf Internetseiten, welche Symptome sich einstellen, wenn ein Mangel an bestimmte Mikronährstoffen vorliegt. Und diese habe ich gerade oben beispielhaft beschrieben. In letzter

Zeit wird im Ärzteblatt und anderswo, wo diese „halbstaatlichen Organe" Einfluss haben, verbreitet, Vitamin D sei schädlich, sogar gefährlich, sowieso bei Corona nutzlos; und man warnt vor Überdosierungen mit ungeahnten Folgen. Wir haben uns an die Empfehlungen gewöhnt und lesen, wie professionell alle entgegenstehenden Studien *als nicht wissenschaftlich zulässig* erklärt werden. Und sie beziehen sich immer wieder auf die gleichen „total knorrigen, alten Studien", so dass sich der Verdacht nicht mehr unterdrücken lässt, dass man einer der Industrie genehmen Meinungsbildung nachkommt. Die öffentlichen Erörterungen zu Mikronährstoffen / Zell – Vital – Stoffen (oder zu den beschriebenen natürlichen Impfstoffen) bergen ja die Gefahr, dass man diese „alternative Impfvorsorge" ausprobiert. Wenn solche Nährstoffe dann auch noch Volkskrankheiten entgegenwirken, werden Einnahmen ausfallen, die garantiert immer fließen, solange man Supplemtationen verteufelt. Daraus resultiert mein langwährender Hinweis, dass fast alle Menschen der Erde unter chronischer Unterversorgung mit Mikronährstoffen leiden. So können Pandemien leichter weltweit ihre Opfer finden. Aber es sind auch Herz – Kreislauf – Erkrankungen, Bluthochdruck oder Diabetes, die anzeigen, dass auch in einer auf Konsum gerichteten Gesellschaft etwas falsch läuft. Die Bedeutung, die Vital – Nährstoffe haben, wird heruntergespielt. In Teilen der Welt ist selbst die Nahrungs - Minimalversorgung nicht gegeben. Und bei uns bleibt ebenso die ältere Gesellschaft in den Altenheimen auf der Strecke, die man mit reichlich herkömmlicher Medizin zwar „abfertigt", dennoch mit Nährstoffen unterversorgt lässt, was sie natürlich bei einer Pandemie besonders gefährdet. Selbst, wenn die neuen Studien zeigen, dass Mikronährstoffe so kombiniert werden können, dass man im Gegensatz zu der von der Industrie angedachten Impfung mittels Spritze, viel erfolgreicher gegen die Coronaviren und sogar den Virusmutanten vorgehen könnte, verspielt man diese Chance. Und sowieso, wenn es diese Studien nicht gegeben hätte, ignoriert man die Möglichkeiten, die Infektionen zu minimieren, indem man beispielsweise die Supplementation mit Vitamin D befürwortet. Es bringt kein Medikament zustande, wenn unter hohem Vitamin – D – Spiegel eine Synthese von **antiviralen** -aber auch antimikrobiellen- **Peptiden** angefacht wird, <u>gegen die die Viren keine Resistenz entwickeln können</u>. Anstatt also alles herunterzufahren, würde die Ausgabe von Vitamin D eher helfen; und nebenbei: es kann sich jeder selbst einen natürlichen Impfstoff ohne Nebenwirkungen besorgen, den ich nachfolgend als Pressebericht mit den Nährstoffzusammenstellungen aus den Dr. - Rath – Studien einbringe. Im Ärzteblatt liest man: *Die DGE betont, sie könne keine pauschale Empfehlung für eine Vitamin – D – Supplementation aussprechen, um einer SARS – CoV 2 – Infektion vorzubeugen oder den Schweregrad einer COVID – 19 – Erkrankung zu verringern. Insbesondere bei Personen mit adäquatem Vitamin – D –*

Status sei bisher nicht nachgewiesen, dass eine Vitamin – D – Supplementation einen diesbezüglichen Zusatznutzen habe. Hier zeigt sich, dass es eine Deutsche Gesellschaft für „Fehlernährung" ist. Aber auch alle anderen von uns beachteten Institutionen geben sich alle Mühe, um Studien zu Vitamin D als fehlerhaft zu deklarieren. Ich möchte also dazu beitragen, dass nicht alles so bleibt, wie es war. Fortschritt bedeutet, sich allen zur Verfügung stehenden, womöglich einfachen und billigeren Möglichkeiten, die es ja gibt, zu bedienen, um eine Pandemie zu bändigen. *„Die zusätzliche Einnahme von Vitamin D reduziert wirksamer das Risiko von Grippeinfektionen als Impfstoffe oder antivirale Medikamente"* heißt es in einer Studie von Wissenschaftlern der medizinischen Fakultät der Jikei – Universität in Tokio, die im American Journal of Clinical Nutrition veröffentlicht wurde. Eine Pandemie sollte uns zur Vorsorge bewegen. Hier wäre eine Versorgung mit Vitamin D bei den Kindern anzuraten. Gerade in den Kindergärten sind Atemwegsinfekte an der Tagesordnung. Und in Corona-Zeiten wären diese Randkonditionen von Bedeutung, da Vitamin D das angeborene und das erworbene Immunsystem moduliert und anregt, dass körpereigene Antibiotika (AMP), sowohl gegen Bakterien, als auch gegen Viren (z. B. Influenza) produziert werden. Auch allergisch reagierende Kinder könnten profitieren. In der Studie hatten die Asthmatiker unter den Kindern deutlich weniger Asthmaanfälle. Aktuelle Forschungsergebnisse lassen keinen Zweifel mehr: *Kein anderer Faktor entscheidet mehr* darüber, ob Sie für eine COVID – 19 – Erkrankung anfällig sind, wie Ihr Vitamin – D – Spiegel. Entsprechend gilt: Bei einem schweren Vitamin – D – Mangel besteht ein 18 – fach höheres Risiko, dass eine COVID – 19 – Erkrankung zum Tod führt. Diese Ergebnisse haben jüngst Wissenschaftler der Universität Heidelberg in der Fachzeitschrift Nutrients veröffentlicht. Auch in der Presse findet man inzwischen zahlreiche Belege für den Zusammenhang einer Vitamin – D – Gabe und einem verbesserten Abwehrschutz gegen COVID – 19. In Alten- und Pflegeheimen, in denen die Bewohner mit dem Sonnenhormon supplementiert wurden, überlebten alle Hochbetagten schwere Infektionswellen. Diese Ergebnisse machen deutlich: Es ist Zeit zum Handeln, denn leider ist die flächendeckende Versorgung der Bevölkerung mit Vitamin D weiterhin nicht auf der politischen Agenda! Vektor – basierte Impfstoffe oder mRNA – Impfstoffe machen den menschlichen Körper auf das in der Virusoberfläche befindliche (versteckte) Spike – Protein aufmerksam mit dem Ziel, eine Immunabwehr zu stimulieren. In den Studien der Impfstoff – Hersteller ist etwas über eine Gefahr nachzulesen. Zwar gibt es tatsächlich nicht allzu schwere Nebenwirkungen. Sie sind nicht gefährlich heikel i. S. von ernstlich krank machend, können aber auf die Leistungsfähigkeit (für eine kurze Zeit) Auswirkungen haben. Fieber, Kopfschmerzen, Müdigkeit oder Abgeschlagenheit etc. können als Symtome auftreten; insgesamt nichts extrem Schlimmes. Interessanter sind die Laborwerte: dort ist in 50 bis 60 Prozent eine teilweise über

Wochen dauernde dramatische Reduktion der weißen Blutkörperchen (Neutropenie) eingetreten. Wodurch man natürlich anfälliger wird für Infektionen. Wir haben also definierte Daten, die bei gesunden Menschen erhoben wurden. Eine für Fachpersonal in Deutschland zugängliche monatliche Informationsschrift ist der „Arzneimittelbrief". Es wundert mich nicht, wenn die Leser dort Informationen studieren und sich bei ihnen die Impfbereitschaft nicht widerspiegelt, wie ein Hallelujah nach dem Gebet. Die Behauptungen von Pharmaunternehmen und Politikern, der jetzt verabreichte Impfstoff sei gegen alle Mutationen wirksam, ist aus dem Wunschdenken entstanden; wurde zur Zwecklüge gewandelt –wer würde sich sonst noch impfen lassen? Die einzigen Moleküle, die dazu in der Lage sind, sind bestimmte Vitamine und andere Mikronährstoffe, die in die zelluläre Software regulierend eingreifen. Die Einzelheiten dieses entscheidenden Durchbruchs sind in den nachfolgenden Pressemitteilungen nachzulesen:

Mikronährstoff-Zusammensetzung unterdrückt Zell-„Einfallstor" für Coronavirus

Wissenschaftler des Dr. Rath Forschungsinstituts unter der Leitung von Dr. Aleksandra Niedzwiecki konnten erstmals zeigen, dass eine Kombination spezifischer

Mikronährstoffe die Anzahl der Rezeptoren auf menschlichen Zellen, die für eine Infektion des Körpers mit dem Coronavirus notwendig sind, signifikant senken kann.

Diese Studie identifiziert Coronavirus-Pandemien als Mikronährstoffmangelkrankheiten, die direkt oder indirekt durch eine langfristige suboptimale Mikronährstoffzufuhr gefördert werden. In ihrer Rolle als Modulatoren der allgemeinen Immunabwehr und ihrer spezifischen Rolle bei der Reduzierung der Expression zellulärer „Eintrittspforten" für Coronaviren müssen diese natürlichen bioaktiven Verbindungen als Grundlage für eine erfolgreiche Kontrolle und Prävention von Coronavirus-Pandemien betrachtet werden. Diese Schlussfolgerung wird durch die verfügbare Beweislage über den vorteilhaften klinischen Einsatz von Vitamin C bei COVID-19 weiter untermauert. Berichte aus China und anderen Ländern haben hochdosiertes intravenöses Vitamin C, das Patienten mit fortgeschrittenen Stadien von COVID-19 verabreicht wurde, als eine wirksame und sichere Therapie identifiziert (Shanghai

Medical Association 2020), insbesondere um den „Zytokin-Sturm" abzuschwächen und den kritischen Oxygenierungsindex bei Patienten zu verbessern, d.h. wie viel Sauerstoff durch die (entzündeten) Lungenmembranen ins Blut gelangt. Der Vorteil mikronährstoffbasierter Gesundheitsstrategien wird im Vergleich zu konventionellen Optionen noch deutlicher. Mehrere Inhaltsstoffe der hier getesteten Mikronährstoffzusammensetzung, darunter Ascorbinsäure, Grüntee-Polyphenole (EGCG), N-Acetylcystein und Quercetin, sind starke Antioxidantien. Diese Eigenschaften könnten für die bemerkenswerte Wirksamkeit der getesteten Mikronährstoffkombination, über die hier berichtet wird, mitverantwortlich sein. Seitdem der Angiotensin-Converting-Enzyme 2 (ACE2)-Rezeptor als „Einfallstor" der Coronaviren zur Infektion des menschlichen Körpers identifiziert wurde, war es ein Ziel der weltweiten Forschung, dieses „Einfallstor" zu schließen. Eine Gruppe von Forschern machte sich auf die Suche nach einem Impfstoff, der im Körper der Patienten Antikörper bildet, die in der Lage sind, diese „Einfallstore" zu blockieren. Eine andere Gruppe von Forschern wählte einen direkteren Ansatz: Sie versuchten, Wege zu finden, um die Anzahl der „Einfallstore" ganz generell zu verringern, indem ihre Produktion auf der Ebene der DNS im Zellkern herunterreguliert wird. Nun könnte ein Forscherteam des Dr. Rath Forschungsinstituts dieses Rennen gewonnen haben. Sie konnten überzeugend nachweisen, dass eine definierte Zusammensetzung von Mikronährstoffen, die sich aus bioaktiven natürlichen Molekülen zusammensetzt, in der Lage ist, die Anzahl der ACE2-Rezeptoren in jenen Zelltypen signifikant zu senken, die bevorzugt vom Coronavirus befallen werden: den Lungen-(Epithel-)Zellen und den Blutgefäß-(Endothel-)Zellen. Besonders bedeutsam ist die Tatsache, dass unter Stimulation mit entzündungsfördernden Signalmolekülen (Zytokinen) – eine Versuchsanordnung, die eine tatsächliche Infektion im Körper widerspiegelt – die Ausbildung (Expression) der ACE2-Rezeptoren um 81 % unterdrückt werden konnte, sodass weniger als 20 % dieser viralen „Einfallstore" zur Verfügung standen. Darüber hinaus sind Vitamine für eine optimale Funktion des Immunsystems unerlässlich, indem sie die Produktion von Abwehrzellen, deren Wanderung und auch deren Fähigkeit zur Abtötung von Krankheitserregern verbessern. All diese Fakten sind in jedem führenden Lehrbuch der Biologie und Biochemie dokumentiert. Ein solch breites Spektrum der biologischen Abwehr ist eine Voraussetzung für die Prävention zukünftiger Pandemien. Mit sofortiger Wirkung stehen damit den Menschen und Regierungen der Welt eine sichere und erschwingliche Strategie zur Verfügung, um die aktuelle Pandemie unter Kontrolle zu bringen und um dazu beizutragen, künftige Pandemien zu verhindern. Darüber hinaus kann sich dieser Ansatz durch den gezielten Anbau von vitaminreichem Obst und Gemüse als tragfähige Strategie erweisen, zukünftigen Pandemien auch im Weltmaßstab vorzubeugen, unter Einschluss von den Entwicklungsländern.

Das Forschungsinstitut Dr. Rath ist Teil einer gemeinnützigen Organisation. Es ist bereit, sein Wissen kostenlos an Regierungen und öffentliche Einrichtungen weltweit zu lizenzieren.

Link zur Studie:

www.dr-rath-education.org/de/wirksame-und-sichere-globale-gesundheitsstrategie-zur-bekaempfung-der_covid-19-pandemie/

Kontakt:

Dr. Aleksandra Niedzwiecki

Dr. Rath Forschungsinstitut

Email: info@dr-rath-foundation.org

Forschungen zu wissenschaftlichen Alternativen zu Gen-basierten Impfstoffen

Mikronährstoffe blockieren die Bindungsstelle des Coronavirus an der „Eingangspforte" zu menschlichen Körperzellen

San José, Kalifornien: Ein Wissenschaftlerteam des Dr. Rath Forschungsinstituts hat gezeigt, dass eine spezielle Mikronährstoffkonzentration die Interaktion zwischen der Bindungsstelle des Coronavirus-"Spike"-Proteins und seiner speziellen „Eintrittspforte" in menschlichen Zellen, dem sogenannten ACE2-Rezeptor, blockieren kann.

...18/

Die Studie wurde im „Journal of Cellular Medicine and Natural Health" veröffentlicht. Die in dieser Studie erforschte Interaktion ist der erste Schritt einer Coronavirus-Infektion und entspricht genau demselben biologischen Mechanismus, auf den auch die derzeitige Impfstoff Forschung abzielt. „Unsere Untersuchungen zeigen, dass die Coronavirus-Infektion durch spezifische Mikronährstoff-Kombinationen wirksam und sicher eingedämmt werden könnte, die bereits jetzt für die Menschen weltweit verfügbar sind", sagt Dr. Aleksandra Niedzwiecki, Leiterin des Instituts. Dieser wissenschaftliche Durchbruch ist ein Schlüsselereignis im weltweiten Wettlauf um wirksame und sichere Lösungen gegen die aktuelle Pandemie. Er kommt zu einer Zeit, in der die Besorgnis über die Nebenwirkungen von genbasierten Impfstoffen zukommt, welche derzeit in Deutschland, Russland, China, den USA, England und anderen Ländern entwickelt werden. Diese „genetische Impfstoffe" bauen sich in die DNS menschlicher Zellen ein, sodass ihre Nebenwirkungen möglicherweise nicht sofort, sondern erst in einigen Jahren – oder womöglich erst in zukünftigen Generationen – sichtbar werden. Die Ergebnisse des Dr. Rath Forschungsinstitut zeigen, dass Mikronährstoffe durch ihre gleichzeitige Wirkung auf zwei Schlüsselschritte des Infektionswegs von Coronaviren in menschliche Zellen fast vollständig blockieren können: 1. Die vermeintliche Ausbildung (Expression) von Coronavirus-Rezeptoren auf der Oberfläche menschlicher Körperzellen. 2. Die Blockierung der Virus-Bindung an die (verbleibenden) Rezeptoren. Diese Multi-Target Strategie beinhaltet die positive Wechselwirkung (Synergie) mehrerer Mikronährstoffe, wodurch die gewünschte Wirkung mit relativ niedrigen Konzentrationen der Einzelstoffe erzielt wird, die beispielsweise in Form von Nahrungsergänzungsmitteln aufgenommen werden könnten. „Die Corona-Krise hat sich zu einem globalen Kampf zwischen dem Pharma Investmentgeschäft mit patentierten Impfstoffen oder Medikamenten einerseits – und andererseits der explosionsartigen Zunahme wissenschaftlicher Beweise für den gesundheitlichen Nutzen von Mikronährstoffen gegen Infektionskrankheiten entwickelt", sagt Dr. Rath. Schon heute gibt es –für jedermann zugänglich- zehntausende wissenschaftliche Studien in medizinischen Online-Bibliotheken, die den gesundheitlichen Nutzen von Mikronährstoffen bei der Bekämpfung von Infektionen und der Stärkung des Immunsystems dokumentieren. Die neuen Studienergebnisse zur natürlichen Kontrolle des Infektionswegs von Coronaviren können nun Millionen Menschen – und verantwortungsvollen Regierungen – helfen, das Risiko von Pandemien durch gezielte Nahrungsergänzungen zu verringern. Das Dr. Rath Forschungsinstitut ist eine gemeinnützige medizinische Forschungseinrichtung, die von Patienten finanziert wird, welche von der Forschung dieses Instituts profitiert haben.

Link zur Studie:

https://www.dr-rath-education.org/demikronaehrstoffkombinationhemmt-zwei-schluessel-mechanismen-der-coronavirus-sars-cov-2-infektion-die-bindung-desvirus-an-den-ace2-rezeptor-und-seine-zellulaere-expression/

Kontakt: Jörg Wortmann

Dr. Rath Forschungsinstitut

Email: info@dr.rath-foundation.org

Damit zur Vorbeugung etwas geschieht, hat der "Vitamin - Doktor" R a t h seine Produkte entwickelt und zwei Studien zur aktuellen „Corona – Lage" beigesteuert, wonach Vitamin C, Lysin, Arginin, und Prolin, Cystein, Quercetin, Selen, Kupfer, Mangan und Grüntee-Extrakt wirksam sind. Diese Dinge sind in seinem Produkt EpiQuercican vorhanden; und es ist von der Qualität und vom Preis mit etwas über 40 Euro zu empfehlen. Mit 180 Kapseln und einem Verbrauch von 3 mal 2 Stück wäre es eine Monatsration. Die in der zweiten Studie beschriebenen Inhaltsstoffe bekommen Sie mit Phytobiologicals Formular (3 mal 1 Kapsel tgl.). Die Versuchsformulierung in der 2. Studie, war mit 400 mg Quercetin, 400 mg Kreuzblütler (Cruciferae) – Extrakt, 300 mg Gelbwurzel (Curcuma) – Extrakt, 300 mg Grüntee – Extrakt (80 % Polyphenole) und 50 mg Resveratrol definiert. Die in Studien getesteten „Impf – Wirkstoffe" (als Mikronährstoff – Synergien) befinden sich in oral einzunehmende Kapseln für Erwachsene. Diese lassen sich öffnen und der Inhalt kann dann geringer dosiert -gem. dem Alter und Körpergewicht der Kinder entsprechend- der Nahrung oder z. B. in Fruchtsäften zugesetzt werden. Im Gegensatz zu den nebenwirkungsfreien Mikronährstoffen verstehe ich die Weiterentwicklung zum mRNA-Impfstoff als ein von der Industrie angekauftes Knowhow der forschenden Universitäten, die (zum Teil natürlich) mit Steuergeldern finanziert wurden. Und eigentlich gilt das auch für fast alle medizinische Präparate, die der Industrie auffallen und die sie ankauft, um ein Patent zu bekommen. Daraus erklärt sich, dass man bei der Entwicklung eines Impfstoffes die Vermarktung daraus im Fokus hat und kein Interesse besteht, den natürlichen Impfstoff der Öffentlichkeit auch nur ansatzweise zur Kenntnis zu bringen. Da Wissenschaftler auf Drittförderung durch die Wirtschaft angewiesen sind, wird der natürliche Impfschutz mit synergetisch wirkenden Mikronährstoffen kein favorisierter Weg werden, denn auch der medizinische Berufsweg ist oft auf eine gewisse „An – Bindung" hinsichtlich der Forschung festgelegt, die gewinnorientiert sein soll. Die Industrie wirkt meinungsbildend durch alle Medien dahingehend, dass alle Nahrungsergänzungsmittel „verteufelt" werden. Und auf keinen Fall wird bekanntgemacht, dass viele Medikamente, wie etwa Cholesterinsenker, die Aufnahme von Zellvitalstoffen verhindern. Manche Studien, die offensichtlich beweisen sollen, dass solche Nährstoffgaben nichts bringen, probieren sich an Patienten aus, die eine Vielzahl diverser Medikamente einnehmen (nachfolgend komme ich noch auf die Notwendigkeit zu sprechen, bei Einnahme bestimmter Medikamente den Nährstoffverlust auszugleichen). Die orale Vitamingaben können unwirksam sein, weil aufgrund der Medikamentenwirkungen diese verpuffen, oxidieren oder einfach nicht aufgenommen werden können. *Vitamine seien gefährlich und ausgewogenes Essen decke den Vitaminbedarf,* vernehmen wir aus den Medien. Die Meinungsbildung scheint von einer gewissen Lobby gesteuert zu sein. Oft kann die notwendige

Medikamenteneinnahme, die falsche Art zur Gewichtsreduktion, das Essen an sich oder die Pille zur Empfängnisverhütung, aber auch andere „Wohlstands – Gewohnheiten", Ursache für Beschwerden sein. Andere Faktoren der modernen Lebensweise, wie Stress, Vereinsamung oder der Mangel an Bewegung, kommen hinzu. Anmerken muss man, dass wir in Umständen leben, die fast gar nichts anderes zulassen, als so zu leben, wie wir es gewohnt sind und wie wir erzogen wurden. Im Kindesalter sind wir in einem Ghetto aufgehoben und erhalten eine dementsprechende Erziehung. Weiter geht es in der Schule und es endet im Altenheim, weil diese Lebensweise uns auch in dieses Ghetto führt. Wir sind abgemagert, und das hatte vielleicht schon mit dem Alter von 50 Jahren begonnen, als man feststellte, dass man „keinen Hintern mehr in der Hose" hatte. Der Muskelabbau funktioniert ja automatisch. Bodybuilder sorgen mit geballter Eiweißzufuhr vor dem Krafttraining dafür, dass mit dem „Aufpumpen" über das Blut die Eiweiß- / Nährstoffkombinationen dahin gelangen, wo Muskelmasse gebildet werden soll. Wir sehen also, dass man den Körper erhalten kann; nur muss es nicht auf diese Art sein. Da Botenstoffe auch dem Gehirn sagen, dass Muskeln und Gelenke in Bewegung sind und „kontrolliert" werden müssen, wird auch die Gehirnmasse angesprochen. Die normale Art der Bewegung reicht normalerweise aus. Es muss nicht der Leistungssport betrieben werden, damit wir über das Gehirn nicht „verkümmern". Allerdings sind wir doch in der heutigen Zeit etwas unterversorgt mit beispielsweise Vitamin A, oder aufgrund der modernen Landwirtschaft ist ein Selenmangel vorprogrammiert (Selen wäre ja hilfreich, um das Immunsystem zu unterstützen). Wir könnten sozusagen auch neben der Muskelmasse sogar „Knorpel" bilden zum Wohle unserer Gelenke; Fachärzte sind sicher anderer Meinung. Doch das erfordert entsprechende Nährstoffe als „Bausteine". Und Vitamin D, wie schon angesprochen. Als Vorstufe eines Hormons ist es für nahezu alle Organe relevant. Bei einem Mangel fällt man nicht gleich tot um, aber es hat Konsequenzen, da Vitamin D an den Genen „herumschraubt". Zellen haben einen Rezeptor für Vitamin D. Durch diese Hormonfunktion wird über die Gene die Körperzelle beeinflusst. Man hat über 2000 Gene identifiziert, die Vitamin D „schalten" kann. U. a. spielt es eine Rolle sowohl bei der Entstehung als auch bei der Vermeidung von div. chronischen Erkrankungen. In Bezug auf Multiple Sklerose stehen beispielsweise Videos bezüglich einer hochdosierten Vitamin – D – Zufuhr nach dem „Coimbra – Protokoll" zur Verfügung unter

https://youtu.be/4orV6qtc_6s (Teil 1) und https://youtu.be/3zXpKT0APwg (Teil 2).

Dr. Dirk Lemke berichtet in den Videos ausführlich und verständlich, wie Vitamin D gerade den Weg ebnet, die genetischen Vorlagen wieder zu erschließen, damit das Immunsystem die Informationen zurückerlangt, um „Freund und Feind" zu unterscheiden. Dies ist jetzt sehr verkürzt und

„flach" zusammengefasst. Eine weitgehende Erörterung zum Coimbra – Protokoll würde den Rahmen dieses Ratgebers sprengen. Ein Mangel an Vitamin D hat nicht nur für das Immunsystem negative Auswirkungen. Da gibt es z. B. an der Uni Hamburg eine Truppe in der Orthopädie, die eine Knochenbiopsie an Toten vorgenommen hat und mit einer entsprechenden Blutprobe die Knochenumbaurate im Verhältnis zum Vitamin – D – Spiegel beurteilte. Es kam raus, dass unterhalb eines Vitamin – D – Spiegels von 30 Nanogramm pro Milliliter (das RKI sprach von 20 als ausreichend) der Knochen nicht mehr richtig verknöchert; bedeutet: man bildet noch die Vorstufe von Knochen, aber es wird nicht verknöchert. Und das ist international publiziert worden. Zählt man eins und eins zusammen, erkennen wir die Gründe, warum im Alter leichte Stürze arge Folgen haben oder warum man meint, der ältere Mensch bestehe nur aus Haut und Knochen. Die Altersgrenze bis zum Ableben verschiebt sich nach oben. Nur ist oft die Gebrechlichkeit ein großer Begleiter. Mit einer Vielzahl von Medikamenten erleben wir den Altersruhestand und werden im Rollstuhl, halb dement, herum geschoben. Vorher waren wir mit einem Herzinfarkt, Osteoporose oder einem Krebsleiden in Behandlung von Fachleuten. Und niemand stellt einen Zusammenhang zu einer Unterversorgung mit Mikronährstoffen her. Begrifflich geprägt kennen wir es als „Volkskrankheiten". Die Maßgabe, eine kontinuierliche Sicherstellung der nötigen Nährstoffe zu gewährleisten, ist eine geeignete Gesundheitsvorsorge.

In der Vergangenheit erkannte man den Mangel in der Seefahrt. Wie wir alle wissen, waren Seefahrer an Skorbut erkrankt, wobei weiches Bindegewebe porös wie ein Gartenschlauch wurde (hier bezeichne ich mal Arterien und Venen als weiches Bindegewebe und Knochen als hartes Bindegewebe, zu deren Erhalt / Reparatur und Neubildung die Anwesenheit von Vitamin C notwendig ist). Dem Vitamin C aus Gemüse sei gedankt, dass ihnen geholfen wurde. Die Natur hat den Körper ja dahingehend konditioniert, dass die Dinge zum Erhalt des Lebens genutzt wurden, die da waren. Der moderne Mensch hat im heutigen Sozialzusammenhang eine Überfütterung aus einer manipulierten Natur kreiert. Adaptogene können insbesondere aus alten Pflanzen genutzt werden nach dem Grundsatz: je älter eine Pflanze ist und je länger sich diese in einer „feindlichen" Umwelt durchsetzen musste, umso mehr profitieren wir von diesem „Pflanzenwissen". Feindlich meint z. B. den Boden / die Erde, in dem die Wurzeln stecken. Es gilt, die Organismen des Bodens einerseits abzuwehren, weil sie sich gerne von den Wurzeln ernähren würden; aber auch andererseits Symbiosen einzugehen mit Organismen, die die Pflanzennahrung aufbereiten. Ähnlich kooperieren wir mit den im Darm befindlichen Bakterien. Im Mikrobiom werden also durch diese Bakterien nicht nur verschiedene Vitamine, wie B – Vitamine, Folsäure oder kurzkettige Fettsäuren „hergestellt". Es entsteht dort ein ganzes Spektrum an Schutzmaßnahmen; z. B. NAD+ (innerhalb von Mitochondrien in der „Atmungskette", ein

...27/

Komplex – Produkt, welches zum biologischen „Treibstoff" gewandelt wird), was man als Futter für die Mitochondrien bezeichnen könnte. Die Mitochondrien haben eine eigene mitochondriale Virusabwehr. Diese Virusabwehr produziert Zytokine, die das Virus tötet; und sie aktiviert die Gedächtniszellen des Immunsystems, die T – Helfer – Zellen und die cytotoxischen T – Zellen (veraltet: T – Killerzellen) werden ebenso aktiviert; aber auch die Makrophagen nehmen teil in diesem System. Die Mitochondrien liefern also nicht nur Energie, sondern sind auch in der Immunabwehr aktiv. Pflanzen und Bodenbakterien interagieren auf anderer Ebene, aber ähnlich nach einem Freund – Feind – Prinzip. Baue ich etwas in einer Kultur auf, haben diese Pflanzen (nicht mit dem Existenzkampf konfrontiert) alle zum Leben notwendigen Grundlagen. Grundsätzlich wirken kultivierte Pflanzen meist nicht „adaptogen" ausgleichend und haben keinen hohen Stellenwert als Grundnahrungsmittel; Nährstoffdefizite sind die Regel. Das muss natürlich nicht für alle Kulturpflanzen gelten. So ist Hafer, der mit Nüssen und Obst kombiniert wird, bei Diabetes Typ 2 durchaus zu empfehlen. Mit z. B. dem hochgezüchteten Weizen oder den „geschützten" Apfelobstsorten, die hier nur beispielhaft genannt werden, haben wir ein massives Defizitproblem auf der Versorgungsseite von Nährstoffen. Heutzutage gilt dies für alle Lebensmittel. Dieses Nahrungsangebot führt schon im Kindesalter zu schädigenden Ereignissen. Und was ist in der Nahrung, was dazu noch als Belastung kommt?

Mehrere toxikologische Ebenen kommen dazu. Gesetzgeberisch mögen Pestizide erlaubt sein, die mit über 700 Wirkstoffen eine Zulassung bekamen; mit völlig unklaren wissenschaftlichen Erklärungen, welche langfristige Wirkungen wir hier bekommen. Diese Grundnahrungsmittel werden mit dem, was an ihnen dran und drin ist, ja noch weiter verarbeitet; damit sie nicht verfallen oder durch Bakterien Schaden nehmen, damit sie gut riechen und gut aussehen. Dafür, und damit sie maschinell gut verarbeitet werden können, steht eine ausgiebige Zusatzpalette -meistens nicht deklariert und gerne als naturidentisch benannt- bereit. Und der Rohstoff selbst darf in Europa mit über 340 Zusätzen verarbeitet werden, von denen alleine etwa 80 Warnhinweise dahingehend haben, dass sie Allergien auslösen können, oder man warnt vor möglichen Verhaltensauffälligkeiten bei frühkindlichen Menschen. Der Einsatz von Pestiziden und anderer Mittel soll einen wirtschaftlichen Ertrag sichern und man verfolgt die öffentliche Verharmlosung von Glyphosat auch auf politischer Ebene. Alles Bemühungen, die einer erfolgsabhängigen Vermarktung dienen und einen gewollten Nebeneffekt produzieren: Krankheiten bringen im Gegensatz zur Gesundheitsvorsorge vermarktungsfähige Gewinne ein. Aus Pflanzen werden die Mikronährstoffe gewonnen, die wir zur Virusbekämpfung in den Dr. - Rath – Präparaten wiederfinden. Würden synergetisch wirkende Mikronährstoffe als Waffe gegen die Pandemie von der Gesellschaft konsumiert, würde die Volksgesundheit insgesamt zunehmen. Die abrechenbaren Fallpauschalen bringen Geld / Gesundheitsvorsorge wäre demgegenüber kontraproduktiv. Mit Blick auf diese gesundheitlichen Fehlentwicklungen wirkt sich die Meinungsbildung, die durch die Industrie gesteuert wird, offensichtlich als eine Art Gebrauchsanleitung zur Informationsunterdrückung aus. Da spielt dieser wirtschaftliche Druck eine Rolle, was dazu führt, dass eben nicht gesunde Lebensmittel hergestellt werden, oder dass z. B. zweifelhafte pharmazeutische Produkte, die patentiert werden können, zu guten Gewinnmargen verhelfen. Impfstoffe können natürlich auch einen Gewinn einbringen. Diese Dynamiken entstehen und da muss man Niemandem einen Vorwurf machen, der seinen Betrieb gewinnorientiert führt oder Menschen einstellt, die dafür sorgen. Die Vernetzung der Wirtschaftsräume treiben diese Dynamik noch an. Mit Blick auf die Unternehmensrenditen trägt auch der Kapitalmarkt mit seinem „aufgeblähten Eigenleben" und den Auswüchsen im Bankgewerbe dazu bei. Der Mensch braucht Nährstoffe, keine Giftstoffe; er braucht Bewegung, soziale Kontakte und alle die begleitenden Faktoren, die die Familien in dieser Gesellschaft erhalten. Wir bekommen die Ansage, dass jährlich Grippeviren per Spritze bekämpft werden müssen. Oder Herzerkrankungen sind Folgen, wenn nicht medikamentös Cholesterinspiegel oder Bluthochdruck kontrolliert würden. Der Patienten wird angemahnt, die ärztlich verordneten Medikamente zu nehmen. Und man bekommt immer den Hinweis, die Gene seien Ursache für

Erkrankungen und mit dem Alter werde man zwangsläufig gebrechlicher. Irgendwo wird es den Wirtschaftsvertretern zu leicht gemacht, ihre Ansichten zu verbreiten. Es fehlt die objektive Darstellung, was Nahrungsergänzungen betrifft. Es wird wohl auf europäischer Ebene Dank der Lobbyarbeit großer Unternehmen eine dramatische Gesetzgebung dafür sorgen, dass Nahrungsergänzungsmittel nur noch eingeschränkt verfügbar sein werden. Die Pandemie wäre eigentlich mit den entsprechenden natürlichen Zusammenstellungen an Nahrungsergänzungen gut zu bekämpfen und die Auswirkungen eines Long Covid Syndroms hätten entsprechend abgenommen. Der mündige Bürger ist wegen der zielgerichteten Meinungsbildung tatsächlich skeptisch und misstraut den hier angeratenen Supplementierungen, wenn sie nicht durch „Fachleute" empfohlen werden. Die Pandemie ist ein Brennglas, wenn bestimmte Dinge fehlen (Luftfilter, Selbsttests oder Masken) oder Vorsorgemaßnahmen nicht geplant waren. Da die Impfkampagne mit der Nadel favorisiert wird, müssen Nachimpfungen zur Regel werden. Die hier veröffentlichte Alternative sorgt vielleicht für ein Umdenken. Auch Geimpfte können die Mikronährstoffe für sich nutzen, um einen Schutz gegen Virusmutanten aufzubauen. Nun kommt dieses Virus und legt die Weltwirtschaft lahm. Und wir schließen weiterhin die Augen vor Lösungen, die für alle vorhanden und anwendbar sind. Es gibt diese Möglichkeiten der Vorsorge durch die Konditionierung mit den hier beschriebenen Möglichkeiten, welche auch

Langzeitfolgen verhüten könnten. Das Virus wird sehr lange in der Bevölkerung zirkulieren; auch unbemerkt im Rachen von Geimpften und bei kleineren Kindern. Urlauber werden ungetestet einreisen und die Diskotheken werden beispielsweise nach der 2 G – Regel für Geimpfte und Genesene geöffnet. So oder so ähnlich wird das Virus sich weiter verbreiten. Die hier genannten Mikronährstoffe / Zell – Vital – Stoffe sind wirksam auch bei zukünftigen Coronavirus – Mutationen und sie sind -geringer dosiert- für Kinder geeignet. Wissenschaftler sollten die Menschen, die den „natürlichen Impfschutz" nutzen, begleiten und ihre Schlüsse daraus ziehen; es gibt eigentlich gar keine Alternative. In den öffentlichen Medien melden sich Wissenschaftler, die behaupten, dass Abfall entsteht, wenn ein Virus – Eiweiß in einer Zelle produziert würde. Dieser Abfall würde dann erkannt von Lymphozyten, der diesen Müll zuordnen wird und die Zelle tötet. Nach einer Impfung bestünde die Gefahr einer Autoimmunreaktion aus diesen Gründen. Demzufolge sollten mögliche Folgen einer Impfung genauestens untersucht werden. Nach einer Impfung wird durch Geneinbringung eine Anweisung zum Bau eines Eiweißes angefacht, welches dem Oberflächeneiweiß des Virus entspricht, worauf der Körper Gegenmaßnahmen, z. B. durch Bildung von Antikörpern, einleitet. Mit der Einbringung des Bauplans des Coronavirus – Spike – Proteins wird die Immunabwehr eingeschaltet und ein Ausschalt – Mechanismus sei nicht notwendig, was wiederum Skeptiker beunruhigt, weil sie befürchten, dass ein Antikörper sich nur lose an ein Spike – Protein bindet. Div. Quellen beschreiben die daraus resultierenden Gefahren in unterschiedlicher Weise. Panikmache ist nicht gefragt und man sollte emotional hier keine Ängste erzeugen. Aber eine Befürchtung lässt sich nicht aus der Welt schaffen. <u>Es findet zurzeit eine „stille Durchseuchung" der Kinder statt</u>. Die Inzidenz als Steuerparameter hat man aufgegeben, da man 70 % der Erwachsenen geimpft hat. Dabei verkennt man die Lage in Bezug auf die Delta – Variante. <u>Es wird nämlich eine Welle der Infektiösität von den Geimpften getragen</u>. Wir tun so, als ginge die Infektion von Ungeimpften aus. <u>Vielmehr haben wir eine unsichtbare, nicht erkannte Welle ausgehend von Geimpften</u>. Der „Corona – Stress" erzeugt wohl auf der Suche nach Schuldigen die Fehleinschätzung, dass wegen der Impf – Unwilligen die Geimpften nicht ihre Freiheit genießen könnten. Aber umgekehrt wird ein Schuh daraus; zumal geimpfte Personen sich anders verhalten, da sie denken, ihnen könne nichts passieren. Sie gehen also „ins Risiko", z. B. ohne Maske; und Geimpfte gehen davon aus, dass Tests bei ihnen nicht mehr notwendig sind. Nach aktuellen Erkenntnissen können mindestens 3 von 10 geimpften Personen (teilweise unbemerkt oder mit Erkältungssymptomen) die Delta – Variante „weitergeben". Und die Leidtragenden sind die Kinder. Hier sind Schulschließungen nicht mehr aufzuhalten. Denn Politiker werden Angst haben, Fehler zu machen, obwohl sie zurzeit ja Schulschließungen vermeiden wollten. Geimpfte und

Getestete haben vergleichbare Risiken bzgl. der Ansteckungsfähigkeit. Die Kassenärztliche Vereinigung (KBV) verkündete durch Andreas Gassen, *er gehe davon aus, dass im Frühjahr 2022 Schluss sein werde mit Corona. Bis dahin werde die Impfquote noch einmal etwas höher liegen, vor allem nehme aber auch die Zahl der Genesenen mit Antikörpern zu. Einschränkungen werden dann wohl gänzlich unnötig werden.* Durch solche Äußerungen wird natürlich „Sicherheit" suggeriert. Offiziell wird ein Infizierter nach einem halben Jahr nicht mehr als Genesen angesehen. Diese Menschen darf man nicht auf eine Stufe mit Impfverweigerer stellen, da sie eine stärkere Virus – Immunität aufgebaut haben. Es ist erwiesen, dass Genesene oft aufgrund der effektiven Beteiligung ihrer adaptiven Immunantwort nach einem halben Jahr besser geschützt sind, als Geimpfte, denen man ja Auffrischungsimpfungen empfiehlt. Die Krone der Unsinnigkeit beschreibt der Generalsekretär der Deutschen Interdisziplinären Vereinigung für Intensiv- und Notfallmedizin (DIVI), Florian Hoffmann. *Er rechnet ab 2022 mit Impfstoffen auch für Säuglinge. Aktuell liefen verschiedene Studien von BioNTech und Moderna, zum Teil sogar mit Säuglingen. Einen Impfstoff für Kinder unter zwölf Jahren erwarte er bereits Ende dieses Jahres.* Dies würde eine unverhältnismäßig überzogene Einwirkung in das frühkindliche Immunsystem bedeuten und ist folgenschwerer. Öffentlich falsche Zahlen kursieren. Es wird geleugnet, dass die Anzahl der Kinder mit Langzeiteffekten i. S. von „Long Covid" bei ca. 0,001 % liegt.

Allgemeine Hinweise

SARS 1 gehörte ja zum Typ der RNA – Viren und sind anders, als DNA – Viren, wie Herpes oder Eppstein – Barr, die schneller mutieren; schlichtweg, weil sie schlechter reparieren. Einige Jahre nach SARS kam das Middle East Respiratory Syndrome Coronavirus (MERS – CoV) auf. Das war eine Variante. Und diese Variante ist dort schon vor allem bei immungeschwächten Menschen direkt auf das Immunsystem „losgegangen" und hat große Komplikationen gemacht. Das SARS 1 Virus hat 2002 gewirkt und die Auswertungen haben ergeben, dass auch 10 Jahre später Personen mit nur leichten Krankheitsverläufen noch an Folgen der Erkrankung leiden können. Die aktuelle Variante hat, wie jedes Virus, eine Oberfläche mit Erkennungszonen und „schützt" diese Oberflächenmerkmale, damit es nicht erkannt wird. Wenn diese Oberflächenmuster aber mit den „Erkennungsantennen" der Zelloberfläche von Abwehrzellen in Kontakt kommen, funktioniert das so, wie ein biologisch – lebendiges Schlüsselloch, wodurch das Virus erkannt wird und dann existieren mehrere Mechanismen, wie so ein Virus eliminiert, aufgefressen oder sonst wie unschädlich gemacht wird. Es gibt ein ganzes Set dieser Mechanismen, etwa 20 verschiedene. Und ganz viele werden dann koordiniert und aktiviert und reguliert über den Vitamin – D – Rezeptor. Bei einem ausreichenden Vitamin – D – Spiegel werden ohnehin die Vitamin – D – Rezeptoren aktiv und die biologisch in uns verankerten

Maßnahmen laufen ab --denn der in uns befindliche Arzt aktiviert mit den Werkzeugen aus seinem großen Handwerkskasten die Abwehr. Die Schleimhäute der Lunge beinhalten, ähnlich der Darmschleimhaut Abwehrmechanismen. Laut den Forschern um Qiming Wang von der chinesischen Changsha Universität, könnte es etwas mit dem Zuckerstoffwechsel zu tun haben (die Vitamin – D – Rezeptoren sind sozusagen karamellisiert), wenn ungebremst körpereigene Botenstoffe (Zytokine) ausgeschüttet werden und diese überschießende Immunreaktion zu Entzündungen und Gewebeschäden führt. Vitamin D hat die Eigenschaft, diese Überreaktion zu bremsen oder zu verhindern, so dass Personen mit ausreichendem Vitamin – D – Spiegel eine gute Chance haben, einen solchen Infekt zu überstehen und von der Intensivstation wieder runter zu kommen. Im Zusammenhang mit diesem Vitamin – D – Rezeptor gibt es ausgefeilte Mechanismen. Bekannte Beispiele sind die Immunzellen, die reifen im Knochenmark; und da gibt es die B – Lymphozyten (B – Zellen), die dort weiter reifen. Und diese „B – Zellen" sind in der Lage, Plasmazellen zu bilden, die wiederum Antikörper ausschütten, und sie machen zusammen mit den T – Lymphozyten einen entscheidenden Bestandteil des adaptiven Immunsystems aus. Während die B – Zellen zentral für die humorale Immunantwort stehen, spielen T – Zellen eine wichtige Rolle in der zellulären Immunantwort. Wenn diese B – Zellen im Organismus aktiv sind, nutzen sie diese Koordination über den Rezeptor für das Vitamin D und senden so einen ganzen Sack voll intelligenter Signale aus, aufgrund dessen Maßnahmen – Kaskaden unterschiedlichster Art in Gang gesetzt werden. Die T – Zellen übernehmen überdies noch weitere Aufgaben mit Blick auf eine vielfältige Koordination für verschiedene Immunreaktionen. Sie reifen im Thymus, wobei der Körper einen großen Aufwand treibt, da er 90 % während des Reife- und Prägungsprozesses eliminiert. Bei der Aktivierung vermag Vitamin C mit anderen Faktoren hilfreich mitzuwirken. Es gibt die Makrophagen, die ausgestattet mit einem eigenen Rezeptor sind; sie erlauben ein genaues Monitoring. Es sind Rezeptoren zur unspezifischen Erkennung körperfremder Muster. Hierdurch können eigene Rezeptoren aktiviert werden, die sich direkt um das Virus „kümmern" und andere Rezeptoren werden aktiv, die wieder Chemokine (Signalproteine) aktivieren. Diese beschriebenen Abwehr- oder Immunreaktionen veranschaulichen diesen „Redefluss", der bei einem Vitamin – D – Mangel gestört sein kann. Vitamin D wird „flankiert" durch Omega – 3 – Fettsäuren. Und manche Studien über die Wirksamkeit von Vitamin D stießen deshalb ins Leere, weil die Vitamindosis zu niedrig war bzw. der Omega – 3 – Fettsäure – Spiegel keine Rolle dabei spielte. Zu den wichtigsten Omega – 3 – Fettsäuren zählen die Eicosapentaensäure „EPA", die Docosahexaensäure „DHA" und die Alpha – Linolensäure „ALA". Beide sind reichlich enthalten in Kaltwasserfischen. Die Ressourcen an Hering, Makrele, Sardine, oder Lachs werden abnehmen; so ist die Herstellung der Nahrungsergänzung aus Algen ein großer

Vorteil, da sie pflanzlichen Ursprungs und dazu noch frei von Mikroplastik sind. Diese marinen Omega – 3 – Fettsäuren unterscheiden sich von denen, die z. B. aus Leinöl, Rapsöl oder Sojaöl zur Verfügung stehen. Die Omega – 3 – Fettsäuren EPA und DHA sind bedeutende Bestandteile unserer Nahrung. Beide kann unser Körper nur in geringen Mengen aus Omega – 3 – Fettsäuren (ALA) selbst herstellen. Unvorteilhaft ist es, wenn wir mit der Nahrung Öle oder Fette aufnehmen, die überwiegend Omega – 6 – Fettsäuren enthalten. Sie gehören, ebenso wie die Omega – 3 – Fettsäuren zu den mehrfach ungesättigten Fettsäuren und sind teilweise essenziell (müssen mit der Nahrung zugeführt werden, da der Körper sie nicht selbst herstellen kann). Omega – 3 – Fettsäuren und Omega – 6 – Fettsäuren konkurrieren miteinander um den Einbau in die Zellmembran. Als Bestandteil der Zellmembran fungieren sie als eine Art Vorstufe zur Bildung verschiedener Substanzen, durch die z. B. der Blutdruck reguliert wird; oder es werden Wachstums- oder Reparaturprozesse in Gang gesetzt oder sie bewirken, dass die Cholesterin – Konzentration (HDL u. LDL) gesenkt wird. Wenn Omega – 3 – Fettsäuren zugeführt werden, ist die Aufnahme fraglich, wenn die Fettverdauung nicht anspringt; und 2 Kapseln im Magen sorgen nicht dafür, dass das in Gang gesetzt wird. Das bedeutet, dass man es am besten während einer Mahlzeit zuführt --am besten zur Hauptmahlzeit, wenn die Fettverdauung aktiviert ist *und wenn das Essen genügend Fett enthält.* Das kann auch der Grund für einen „schlechten

Spiegel" bei Veganern sein. Wenn wir von Omega – 3 – Fettsäuren reden, dann reden wir eigentlich über Komponenten der Zellmembran. Wenn man die Zellmembran verändert, dann modulieren Sie auch die Funktion der Zelle; und zwar nicht nur außen, sondern hin bis in den Kern. Mit diesen Erläuterungen sei dargestellt, dass mit der Einnahme von Vitamin D und marinen Omega – 3 – Säuren die Immunabwehr enorm unterstützt wird. Allein schon durch diese Supplementation würden die Inzidenz – Zahlen (insbes. zur Herbst- u. Winterzeit) sinken.

Nahezu alle Arzneimittel

können eine Störung der mitochondrialen Atmungskette verursachen, wodurch sich natürlich eine Vielzahl von Nebenwirkungen ableiten ließe. Es gibt den Begriff der Mitochondriopathie, die Störungen von allen an der Energiegewinnung beteiligten Enzyme beschreibt, die Atmungskettendefekte, die Defekte der Pyruvat - Oxidation, die Defekte des Citratzyklus und auch des mitochondrialen oder zellulären Fettstoffwechsels. Die Mitochondrien erzeugen die Energie für jede Körperzelle; sind die Mitochondrien fit, ist die Zelle wohlauf. Die Mitochondrien junger Menschen funktionieren besser, als es bei älteren der Fall ist. Daneben verhindert die ständige Grundaktivierung der angeborenen Immunabwehr Infektionen sehr wirkungsvoll. Mikronährstoffe erfüllen im

Stoffwechselgeschehen wichtige Aufgaben und stellen die optimale Funktion der Mitochondrien sicher. Es sind z. B. Vitamine, Vitaminoide, Mineralstoffe, Spurenelemente, Aminosäuren, Fettsäuren und ein breites Spektrum bioaktiver Pflanzenstoffe. Medikamenteneinnahmen können einen Mangel an bestimmten Nährstoffen erzeugen. Grundsätzlich kann eine breite Auswahl oder Kombination von Mikronährstoffen als eine Art Grundversorgung empfohlen werden. In jedem Fall ist es wichtig, eine Supplementierung mit Mikronährstoffen zum Ausgleich von Defiziten, die Medikamente verursachen, mit einem Arzt zu besprechen, bevor man eigenständig die Medikation verändert. So wäre Vitacor von Dr. Rath oder Herzvitamine von Viabiona zu empfehlen. Natürlich gibt es noch zahlreiche andere Firmen, die insbesondere auf die Orthomolekulare Medizin ausgerichtet sind. Nur sollte man bei Multivitaminpräparaten, von denen man meint, die Vitamindosis sei nicht ausreichend, davon absehen, durch Einnahme mehrerer Pillen die Dosis zu steigern, da mit der Anzahl auch eine Überdosierung von Mineralien und Spurenelementen einhergehen kann. Und um hier mal eine Richtung zu formulieren, mache ich folgenden Vorschlag für eine

Grundversorgung

Vitamine:

A (Retinol), C (Ascorbat), B 1 (Thiamin), B 2 (Riboflavin), B 3 (Nikotinat), B 5 (Pantothenat), B 6 (Pyridoxin), B 12

(Cyanocobalamin), Folsäure, Biotin, Beta Carotin, D (Cholecalciferol) und E (Tocopherol);

Mineralien und Spurenelemente:

Magnesium, Calcium, Kalium, Phosphat, Zink, Mangan, Bor (für Kinder und Jugendliche ist eine Ergänzung nicht zu empfehlen), Kupfer (nicht für Kinder / Jugendliche), Selen, Chrom, Molybdän;

andere Mikronährstoffe:

Grünteeextrakt, Zitrusbioflavonoide, Inositol, Coenzym Q-10, N-Acetyl-Glucosamin, Chondroitinsulfat;

Aminosäuren:

L-Lysin, L-Prolin, L-Arginin, L-Carnitin, L-Cystein, Taurin.

Nachfolgend nenne ich beispielhaft Bereiche, die den Bedarf an Nährstoffgaben erforderlich machen könnten und die wohl die meisten Menschen betreffen:

Stress

verbraucht Vitalstoffe, da bei einem hohen Cortisolspiegel sich gleichzeitig auch unser Nährstoffbedarf erhöht. Die Verdauung leidet und damit wird auch die Nahrung an sich schlechter verwertet. Beeinflusst werden neben Vitamin C vor allem B - Vitamine.

Schmerzmittel

können bei einigen Präparaten Eisenverlust bewirken und bei länger andauernder Einnahme wird die Aufnahme von B - Vitaminen, insbesondere des Vitamins B 12, gestört. Der Vitamin - C - Haushalt ist betroffen und je nach Art des Mittels gibt es weitere Nährstoffstörungen. Auf den Beipackzetteln wird hauptsächlich darauf auch hingewiesen, dass das Risiko für Magengeschwüre und Blutungen erhöht ist.

Antibiotika

beeinflussen hauptsächlich Stoffwechselwege von Vitamin C, B 2, und K 2 und hemmen das Wachstum der guten Darmbakterien, die als Produzenten div. B - Vitamine bekannt sind. Darüber hinaus sind verschiedene Folgen denkbar, die ein Eingriff in die natürliche Darmflora mit sich bringt.

Cholesterinsenker

machen oft Probleme in den Beinen (Schmerzen oder Krämpfe) und stören die Stoffwechselwege von Co - Enzym Q 10. Es entsteht ein Mangel der Vitamine D 3, B 6, B 12 und Folsäure.

Blutdruckmittel

stören den Vitamin - C - Haushalt. Einige Mittel binden sich im Körper an Zink, was Auswirkungen haben kann auf bestimmte Körperzellen und auf das Immunsystem. Der Säure – Basen - Haushalt kann gestört werden. Bei längerer Einnahmedauer kann der Coenzym Q 10 – Spiegel beeinflusst werden und ein Mangel an Folsäure, Niacin und Vitamin B 6 erzeugt werden.

Man kann also grundsätzlich die Abwehrmechanismen des menschlichen Körpers durch Mikronährstoffe allgemein unterstützen und kann speziell durch die Synergien, die als Kombination aus den „Dr. - Rath – Studien" zur Verfügung stehen, eine Art „Schutzimpfung" gegen Coronaviren aufbauen. Die in Studien getesteten „Impf – Wirkstoffe" (als Mikronährstoff – Synergien) befinden sich in oral einzunehmende Kapseln für Erwachsene. Diese lassen sich öffnen und der Inhalt kann dann geringer dosiert -gem. dem Alter und Körpergewicht entsprechend- der Nahrung oder z. B. in Fruchtsäften zugesetzt werden. Bei Ungeimpften kann eine SARS – CoV – 2 – Infektion symptomfrei verlaufen und wir erhalten vom RKI die Informationen, dass neben Halsschmerzen und Atemnot, auch Kopf- und Gliederschmerzen, Appetitlosigkeit, Gewichtsverlust, Übelkeit, Bauchschmerzen, Erbrechen, Durchfall, Konjunktivitis, Hautausschlag, Lymphknotenschwellung,

Apathie und Somnolenz als verdächtige Anzeichen für eine Infektion stehen können. Die „Lolli – Tests" für Kinder benutze ich bei meinem Sohn regelmäßig, um eine SARS – CoV – 2 – Infektion mit einer Virusvariante auszuschließen. Es ist nicht ungewöhnlich nach dem Kindergartenbesuch, dass man Anzeichen für eine Erkältung bemerkt. Seit Beginn der Pandemie haben wir unzählige Genesene (insbesondere bei einem leichten oder symptomfreien Verlauf), die sich nicht als solche gemeldet haben oder die die Infektion nicht bemerkt haben. Darüber, wie stark das eigene Immunsystem auf eine Infektion mit SARS – CoV – 2 reagieren würde, könnten Antikörpertests Aufschluss geben. Absolute Gewissheit über den Immunschutz von Corona – Geimpften und – Genesenen bringen die Testungen aber nicht. Wenn Geimpfte oder Genesene einen Corona – Antikörpertest machen, kann zum jetzigen Zeitpunkt noch niemand sicher sagen, ab welchem Wert man wirklich immun ist. Bei anderen Viren hat man mehr Erfahrung und man kennt die Werte, wie hoch z. B. bei Masern ein Antikörpertiter einen gewisser Schutz wahrscheinlich macht. Man hat lediglich Hinweise, dass ein guter Antikörpertiter direkt nach einer Corona – Erkrankung einen Schutz gegen eine erneute Infektion entfalten kann. Ungewissheit bleibt, weil niemand wagt, eine Aussage darüber zu machen, ob auch eine hohe Anzahl von Antikörpern eine Re – Infektion ausschließt. Und Antikörper dürfen nicht als messbarer Faktor die Maßgabe darstellen, die zu einem Schutz vor einer Infektion führt. Die

Antikörper sind eine Reaktion, an dem das gesamte Immunsystem beteiligt war. Soweit man geimpft wurde mittels Spritze, spielt es weiterhin eine Rolle, inwieweit dem Immunsystem die Werkzeuge mit der Nahrung zugeführt werden, die es zur Funktionsfähigkeit braucht. Mikronährstoffe bilden nun mal dafür die Grundlage. Die Genesenen werden gleichgestellt mit Geimpften. Nicht – Geimpfte, die einen Antikörpertiter gegen SARS – CoV – 2 nachweisen, sollten ebenso gleichgestellt sein. Obwohl man weiß, dass insgesamt also selbst bei hohen Antikörper – Werten eine Restunsicherheit besteht, sowohl bei Genesenen, als auch bei Geimpften, dürfte man die Nicht – Geimpften auch nicht anders behandeln. Denn Fakt ist, dass nach einer Impfung die Anzahl der Antikörper nach einer gewisser Zeit sinkt, und da besteht die große Frage, ob und bis wann noch Immunität besteht. Das Immunsystem umfasst viele verschiedene, hoch spezialisierte Zelltypen, die in einem komplexen Zusammenspiel miteinander die Abwehr von Krankheitserregern übernehmen. Die Bildung von Antikörpern gehört zu einem sehr wichtigen Teil des Immunsystems, dem sogenannten humoralen Immunsystem. Einen weiteren wichtigen Teil des Immunsystems bildet die zelluläre Immunantwort. Komponenten dieses Systems sind z. B. die „Gedächtniszellen". Neben der zellulären Immunantwort, die man ebenfalls in aufwendigen Tests messen könnte, gibt es einerseits Tests, die die reine Anwesenheit von Antikörpern messen, andererseits Tests, die quasi deren

...45/

Funktionalität gegenüber dem Virus prüfen. Gegenwärtig sind die Rechte, die man Geimpften und Genesenen zubilligt, gegenüber Nicht – Geimpften eingeschränkt. Durch Vorlage dieser Tests sollten alle gleichgestellt werden. Untersuchungen der britischen Gesundheitsbehörde Public Health England (PHE) lassen vermuten, dass Menschen, die sich mit der Delta – Variante infizieren, sehr ansteckend sind. Ob sie geimpft sind oder nicht, soll darauf keinen Einfluss haben. Das berichtet der „Guardian". In einem offiziellen Statement der PHE heißt es, *dass die Viruslast bei Geimpften, die aufgrund eines „Impfdurchbruchs" positiv getestet wurden, genauso hoch sei, wie bei ungeimpften „Delta – Infizierten".* Zu dem Zeitpunkt, als ca. 54 Prozent der deutschen Bevölkerung vollständig gegen das Coronavirus geimpft waren, wurden nach Angaben des RKI 7500 „Impfdurchbrüche" festgestellt (0,02 %). Nun ist aber mit der Delta – Variante ein Ansteigen der Inzidenz zu erwarten; hier spielt es auch eine Rolle, dass ein großer Anteil der Geimpften die Infektion weitergibt.

Schlussbemerkung

Mir lag viel daran, schnell die Informationen in dieser „Corona – Zeit" zu veröffentlichen, gerade mit Sorge, dass Impfstoffe der Industrie zwar zunächst die tödlichen Folgen einer Infektion abwenden oder die Aussicht auf einen milden Krankheitsverlauf vermitteln; jedoch stellt man das

Impfen als sicheres Instrument dar, was zur Eindämmung der Pandemie führen würde. So wird gesagt, man könne sich nunmehr ohne Maske frei bewegen und alle Veranstaltungen besuchen. Wenn eine hohe Impfrate erreicht sei, könne man zu den hergebrachten Gewohnheiten zurückkehren. Objektiv feststellbare Tatsachen weisen darauf hin, dass die Zahl der Infizierten in der Zeit der Europameisterschaften in 11 Ländern stark angestiegen war. Gegenüber zu der Arena in Budapest mit 61000 Besuchern, waren die rund 60000 Fußballfans im Wembley – Stadion zum größten Teil geimpft. Und die Fallzahlen sind statistisch eingeflossen, so dass man sagen kann, dass die EM mit einer der Gründe für das sprunghafte Ansteigen der 7 – Tage – Inzidenz im Vereinigten Königreich waren und die zur Ausbreitung der Delta – Variante beigetragen hatte. Diese Erkenntnisse müsste man in Deutschland bei ähnlichen Anlässen beachten und entsprechende Konsequenzen andenken. Eine wäre, auch Geimpfte oder Genesene zu testen. Oder man mag diskutieren, ob bei Großveranstaltungen die „Maskenpflicht" in Betracht käme, gleichgültig, ob es sich um geimpfte, genesene oder getestete Personen handelt. In den Schulen wird weiterhin getestet; bitte auch die geimpften oder genesenen Schüler nicht vergessen. Die „Schnelltests" sind effektiv, um die Delta – Variante zu erkennen (nach aktuellen Erkenntnissen). Die statistischen Zahlen, die erhoben werden, sprechen für einen weiteren Anstieg der Infektionen mit der Delta – Variante und da gibt es eigentlich keine Alternative, als Mikronährstoffsynergien zu nutzen, zumal man kaum absehen kann, welche Varianten sich noch zeigen. Es kann ja nicht ein Ausweg sein, den Bürger ein Leben lang mit dem Bauplan des Spike – Proteins von einem Virus zu malträtieren? Auch die Behauptung ist irrwitzig, dass man zum Erfolg für die Bekämpfung einer Pandemie, wie jetzt angedacht, dafür sorgen soll, dass sich schon 5 – jährige Kinder impfen lassen. Irgendwie befinden sich die Politiker „auf dem falschen Dampfer". **Die Informationen zur Impfvorsorge durch Mikronährstoffsynergien lagen ihnen vor. Sie wurden sogar an die Staatsoberhäupter der ganzen Welt versandt.** Die Politiker waren damals gezwungen, auf eine Pandemie zu reagieren; sie haben sich frühzeitig nur für die patentierte Injektion als „Impflösung" entschieden und waren nicht an vorbeugenden Empfehlungen interessiert, obwohl ihnen die Informationen zu Mikronährstoffen zur Verfügung gestellt wurden. Heute und jetzt sollten sich Geimpfte, Genesene und Kinder vor einer Infektion mit der Delta – Variante schützen können. Wissenschaftler mögen diese Entwicklung begleitend beobachten und schließlich sollten Politiker ihre Augen nicht vor dieser Alternative verschließen. Dadurch ergibt sich auch ein vorbeugender Effekt mit Blick auf das Long Covid Syndrom. Vorbeugend wäre auch eine Supplementierung mit der zuvor genannten „Grundversorgung". Da ich viel Umgang mit älteren Personen habe, nutze ich jede Gelegenheit, um ihnen die Einnahme von Vitamin D zu empfehlen. Zumal bekannt ist, dass die ältere Haut in ihrer Funktionsfähigkeit dahingehend eingeschränkt ist, dass das Sonnenhormon nicht mehr ausreichend produziert werden kann. Vitamin D und Magnesium würden auch die Resorption von Calcium aus der Nahrung fördern, was zur Verbesserung der schon erwähnten Knochenumbaurate beiträgt. Wer die Impfung mit der Spritze aus praktischen Erwägungen bevorzugt oder weil er sich dazu genötigt fühlt, dem möchte ich anraten, zumindest das Vitamin D zu supplementieren. Prof. Dr. med. Jörg Spitz gehört seit vielen Jahren zu den führenden Vitamin – D – Experten in Deutschland und nimmt die neuen Erkenntnisse zum Anlass, sich dem Appell zweier Wissenschaftler des Deutschen Krebsforschungszentrum (DKFZ) anzuschließen. Auch diese formulieren:

„Angesichts der Dynamik der COVID – 19 – Pandemie und der nachgewiesenen Sicherheit einer Vitamin – D – Supplementierung erscheint es daher höchst umstritten und möglicherweise sogar unethisch auf die Ergebnisse weiterer evidenzbasierter Studien zu warten, bevor Maßnahmen im Bereich der öffentlichen Gesundheit ergriffen werden. Neben anderen bevölkerungsweiten Maßnahmen zur Vorbeugung sollte eine weit verbreitete Vitamin – D 3 – Supplementierung zumindest für Hochrisikogruppen wie ältere Erwachsene oder Personen mit relevanter Komorbidität, gefördert werden. Darüber hinaus kann eine zielgerichtete Vitamin – D 3 – Ergänzung von Personen, die SARS – CoV – 2 – positiv getestet wurden, gerechtfertigt sein."